PASOS CUIDADO DE LA PIEL

CONSEJOS PARA UNA PIEL SANA Y MARAVILLOSA

ROSIE FELIPE

TABLA DE CONTENIDO

LIMPIEZA

La limpieza es un paso fundamental en cualquier rutina de cuidado de la piel y desempeña un papel fundamental en el mantenimiento de la salud y la luminosidad de la piel. Este proceso implica la eliminación de impurezas, contaminantes, residuos de maquillaje, exceso de grasa y células muertas de la superficie de la piel. Si bien puede parecer una tarea sencilla, no se puede subestimar la importancia de una limpieza adecuada, ya que constituye la base para un cutis claro y vibrante.

El objetivo principal de la limpieza es eliminar de la piel los residuos acumulados que pueden contribuir a diversos problemas de la piel, como acné, falta de brillo y envejecimiento prematuro. A través de este proceso, la piel se prepara para absorber los productos de cuidado posteriores de manera más efectiva, maximizando sus beneficios. La limpieza no es un enfoque único para todos; requiere una comprensión de los tipos de piel individuales, sus preocupaciones y los productos de limpieza adecuados.

Tipos de limpiadores:

Hay una gran cantidad de limpiadores disponibles en el mercado, cada uno de los cuales se adapta a diferentes tipos y necesidades de piel. Los tipos más comunes incluyen:

Limpiadores en gel: ideales para pieles grasas y propensas al acné, los limpiadores en gel eliminan eficazmente el exceso de grasa y las impurezas sin resecar demasiado.

Limpiadores en crema: adecuados para pieles secas o sensibles, los limpiadores en crema brindan hidratación mientras limpian suavemente la piel.

Limpiadores en espuma: son limpiadores livianos que crean una espuma espumosa. Funcionan bien para pieles normales a grasas.

Limpiadores con aceite: excelentes para eliminar el maquillaje y el protector solar, los limpiadores con aceite son eficaces para disolver las impurezas sin eliminar los aceites naturales de la piel.

Agua micelar: una opción suave para una limpieza rápida, el agua micelar utiliza pequeñas micelas para atraer y eliminar la suciedad, el maquillaje y la grasa.

Técnicas de limpieza:

La eficacia de la limpieza no depende únicamente de la elección del limpiador sino también de la técnica empleada. A continuación se muestran algunas técnicas de limpieza clave para optimizar los resultados:

Doble limpieza: este método implica usar primero un limpiador a base de aceite para eliminar el maquillaje y el protector solar, seguido de un limpiador a base de agua para eliminar las impurezas restantes. La doble limpieza garantiza una limpieza completa y profunda.

Movimientos circulares: masajear suavemente el limpiador sobre la piel con movimientos circulares promueve la circulación sanguínea y ayuda a eliminar la suciedad de los poros.

Dar palmaditas, no frotar: en lugar de frotar la piel vigorosamente, séquela con una toalla suave. Frotar puede causar irritación, especialmente en personas con piel sensible.

Evitar el agua caliente: El agua caliente puede despojar a la piel de sus aceites naturales y provocar sequedad. Opte por agua tibia para mantener el equilibrio de humedad de la piel.

La importancia de la limpieza:

Eliminación de impurezas: A lo largo del día, la piel acumula diversas impurezas, entre ellas la contaminación, el sudor y las bacterias. Una limpieza adecuada elimina estas impurezas, evitando que obstruyan los poros y provoquen brotes.

Prevención del acné: La limpieza es crucial para las personas propensas al acné. Ayuda a controlar el exceso de producción de grasa y elimina las bacterias que causan el acné, reduciendo la probabilidad de brotes.

Mejora de la absorción: la limpieza crea un lienzo limpio para la aplicación de productos posteriores para el cuidado de la piel. Cuando la piel está libre de impurezas, puede absorber mejor sueros, humectantes y otros tratamientos.

Mantener el equilibrio del pH: La piel tiene un pH ligeramente ácido y la limpieza ayuda a mantener este equilibrio. Usar el limpiador adecuado evita que la piel se vuelva demasiado alcalina o demasiado ácida, lo que promueve la salud general de la piel.

Beneficios antienvejecimiento: La limpieza regular contribuye a la prevención del envejecimiento prematuro. Al eliminar contaminantes y radicales libres, minimiza el riesgo de estrés oxidativo, uno de los principales contribuyentes a las líneas finas y las arrugas.

Elegir el limpiador adecuado:

Seleccionar el limpiador adecuado es vital para una rutina de cuidado de la piel eficaz. Considere los siguientes factores al elegir un limpiador:

Tipo de piel: conozca su tipo de piel, ya sea grasa, seca, mixta o sensible. Elija un limpiador que se adapte a sus necesidades específicas.

Ingredientes: Busque limpiadores con ingredientes suaves y nutritivos. Evite los productos químicos agresivos que puedan despojar a la piel de sus aceites naturales.

Preocupaciones: si tiene problemas específicos de la piel, como acné o hiperpigmentación, opte por limpiadores que aborden estos problemas. Ingredientes como el ácido salicílico o el ácido glicólico pueden ser beneficiosos para la piel propensa al acné.

Cambios estacionales: ajuste su limpiador según los cambios estacionales. En los meses más fríos, puede ser necesario un limpiador más hidratante, mientras que una fórmula más ligera puede ser suficiente en climas más cálidos.

Errores comunes en la limpieza:

Limpieza excesiva: Limpiar más de dos veces al día o usar un limpiador con ingredientes fuertes puede provocar una limpieza excesiva. Esto puede despojar a la piel de sus aceites naturales, provocando sequedad e irritación.

Saltarse la limpieza: No limpiar la piel con regularidad puede provocar una acumulación de impurezas, lo que podría provocar brotes y otros problemas de la piel.

Uso de agua caliente: El agua caliente puede ser tentadora, especialmente durante los meses más fríos, pero puede despojar a la piel de su humedad natural. Limítese al agua tibia para una limpieza suave.

No quitarse el maquillaje: Acostarse sin quitarse el maquillaje puede obstruir los poros y contribuir al acné. Asegúrese siempre de desmaquillarse completamente antes de la limpieza.

La limpieza es la piedra angular de cualquier rutina eficaz de cuidado de la piel. Va más allá de la simple tarea de lavarse la cara; es un ritual que promueve la salud de la piel, aborda inquietudes específicas y prepara el lienzo para los siguientes pasos del cuidado de la piel. Comprender su tipo de piel, elegir el limpiador adecuado y adoptar técnicas de limpieza adecuadas son elementos esenciales para lograr un cutis claro y radiante. Haga de la limpieza una práctica consciente y constante, y su piel se lo agradecerá con un brillo saludable y vibrante.

EXFOLIANTE

La exfoliación es un componente crucial de una rutina completa de cuidado de la piel y ofrece numerosos beneficios para la piel. Este proceso implica la eliminación de células muertas de la superficie de la piel, lo que promueve una tez más suave y brillante. Si bien el concepto de exfoliación puede parecer sencillo, abarca varios métodos, cada uno con sus ventajas y consideraciones únicas. En esta exploración integral, profundizaremos en la importancia de la exfoliación, los diferentes tipos de exfoliantes, las técnicas de exfoliación adecuadas y los riesgos potenciales y los conceptos erróneos asociados con esta práctica de cuidado de la piel.

El proceso de renovación natural de la piel implica eliminar las células muertas, dando paso a células nuevas y saludables. Sin embargo, este proceso puede ralentizarse con el tiempo y provocar una acumulación de células muertas en la superficie. La exfoliación acelera este proceso de muda, ayudando a revelar una piel más fresca y radiante debajo. La exfoliación regular no sólo mejora la apariencia de la piel, sino que también aborda diversos problemas de cuidado de la piel, como la textura desigual, la opacidad y los poros obstruidos.

Tipos de exfoliantes:

Hay dos categorías principales de exfoliantes: exfoliantes físicos y exfoliantes químicos. Cada tipo ofrece beneficios y consideraciones únicos.

Exfoliantes físicos:

Exfoliantes granulares: contienen pequeñas partículas como azúcar, sal o microperlas que eliminan físicamente las células muertas de la piel cuando se masajean sobre la piel.

Cepillos y esponjas: las herramientas manuales, como los cepillos faciales o las esponjas, proporcionan una exfoliación física al eliminar suavemente las células muertas de la piel.

Los exfoliantes físicos son conocidos por su efecto táctil inmediato. Sin embargo, es fundamental utilizarlos con cuidado, ya que una exfoliación física dura o abrasiva puede provocar irritación, microdesgarros y empeorar ciertas afecciones de la piel.

Exfoliantes químicos:

Alfahidroxiácidos (AHA): estos ácidos solubles en agua, como el ácido glicólico y el ácido láctico, exfolian la superficie de la piel, promoviendo una textura más suave y abordando la hiperpigmentación.

Betahidroxiácidos (BHA): el ácido salicílico es un BHA común que penetra más profundamente en los poros, lo que lo hace eficaz para tratar el acné y prevenir los poros obstruidos.

Enzimas: Derivados de frutas como la papaya o la piña, los exfoliantes enzimáticos disuelven las células muertas de la piel, proporcionando una exfoliación suave pero eficaz.

Los exfoliantes químicos ofrecen resultados específicos y, a menudo, se prefieren por su capacidad para abordar problemas específicos del cuidado de la piel sin la posible irritación física asociada con algunos exfoliantes manuales.

Beneficios de la exfoliación:

Suaviza la textura de la piel: al eliminar las células muertas de la piel, la exfoliación ayuda a crear una superficie de la piel más suave, reduciendo la apariencia de textura áspera o desigual.

Ilumina el cutis: la exfoliación revela células de la piel nuevas y frescas, lo que da como resultado un cutis más brillante y radiante.

Desobstruye los poros: la exfoliación regular ayuda a prevenir la acumulación de células muertas de la piel y residuos en los poros, lo que reduce el riesgo de puntos negros y brotes de acné.

Mejora la absorción del producto: la exfoliación prepara la piel para absorber mejor los productos posteriores para el cuidado de la piel, maximizando la eficacia de los sueros, humectantes y tratamientos.

Estimula la producción de colágeno: algunos exfoliantes, especialmente los AHA, pueden estimular la producción de colágeno, contribuyendo a una piel más firme y de apariencia más juvenil.

Aborda la hiperpigmentación: los exfoliantes químicos, particularmente los AHA, pueden atenuar las manchas oscuras y la hiperpigmentación al estimular la renovación celular y promover un tono de piel más uniforme.

Técnicas de exfoliación adecuadas:

Si bien la exfoliación ofrece numerosos beneficios, las técnicas inadecuadas pueden provocar efectos adversos. A continuación se ofrecen algunos consejos esenciales para una exfoliación eficaz y segura:

Frecuencia: La frecuencia de la exfoliación depende del tipo de piel individual y del método de exfoliación elegido. Generalmente, 1 a 3 veces por semana es adecuado para la mayoría de las personas. Las personas con piel sensible pueden preferir un programa de exfoliación menos frecuente.

Prueba de parche: antes de usar un nuevo exfoliante, realice una prueba de parche para asegurarse de que su piel no reaccione negativamente. Esto es especialmente crucial para los exfoliantes químicos.

Aplicación suave: ya sea que utilice un exfoliante físico o químico, aplique una presión suave. Evite frotar excesivamente o frotar con fuerza para evitar irritación y daños a la barrera cutánea.

Protección solar: La exfoliación aumenta la sensibilidad de la piel al sol. Aplique siempre un protector solar de amplio espectro con al menos SPF 30 durante el día, incluso en días nublados, para proteger la piel del daño de los rayos UV.

Hidratación: Después de exfoliar, aplique una crema hidratante para reponer la barrera de humedad de la piel y prevenir la sequedad.

Elija los productos adecuados: adapte su rutina de exfoliación a su tipo de piel y sus preocupaciones. Por ejemplo, las personas con piel propensa al acné podrían beneficiarse del ácido salicílico, mientras que las personas con piel seca pueden preferir un AHA más suave.

Riesgos potenciales y conceptos erróneos:

Exfoliación excesiva: la exfoliación excesiva puede provocar irritación, enrojecimiento y sensibilidad. Es importante encontrar el equilibrio adecuado y no exagerar, especialmente si se utilizan varios productos para el cuidado de la piel con ingredientes exfoliantes.

Mezclar exfoliantes: combinar varios productos exfoliantes, como usar un exfoliante físico y un exfoliante químico, puede aumentar el riesgo de irritación. Es recomendable introducir un exfoliante a la vez para evaluar cómo responde la piel.

No ajustarse a la sensibilidad de la piel: las personas con piel sensible deben optar por exfoliantes más suaves y ajustar la frecuencia de la exfoliación en consecuencia.

Ignorar la protección solar: no usar protector solar después de la exfoliación puede aumentar el riesgo de daño solar, incluidas quemaduras solares e hiperpigmentación.

Suponiendo que haya una talla única: los diferentes tipos de piel tienen diferentes necesidades de exfoliación. Lo que funciona para una persona puede no funcionar para otra. Personalice su rutina de exfoliación según las necesidades específicas de su piel.

La exfoliación es una herramienta poderosa para lograr y mantener una piel sana y radiante. Ya sea por medios físicos o químicos, la exfoliación regular puede abordar una multitud de problemas de cuidado de la piel, desde una textura desigual hasta los poros obstruidos. Al comprender los beneficios, elegir los exfoliantes adecuados y adoptar las técnicas adecuadas, las personas pueden integrar la exfoliación en su rutina de cuidado de la piel de manera efectiva. Como ocurre con cualquier práctica de cuidado de la piel, la constancia, la moderación y la atención a las necesidades individuales de la piel son claves para desbloquear todo el potencial de la exfoliación y lograr un cutis radiante y revitalizado.

VIRAJE

La tonificación es un paso crucial en una rutina integral de cuidado de la piel, a menudo considerada el puente entre la limpieza y la aplicación de sueros y humectantes. Este paso esencial implica el uso de un tónico, un producto líquido para el cuidado de la piel, para equilibrar el pH de la piel, eliminar las impurezas residuales y preparar la piel para absorber mejor los productos posteriores. Si bien la tonificación ha evolucionado a lo largo de los años, con formulaciones que van desde astringentes tradicionales hasta esencias hidratantes, su papel en la promoción de la salud de la piel sigue siendo fundamental. En esta exploración en profundidad, profundizaremos en la importancia de la tonificación, los distintos tipos de tónicos disponibles, los ingredientes clave, las técnicas de aplicación adecuadas y los conceptos erróneos comunes que rodean este paso fundamental del cuidado de la piel.

La tonificación ha recorrido un largo camino desde sus orígenes como un simple astringente destinado a eliminar el exceso de grasa. Hoy en día, los tónicos tienen un propósito más multifacético y se adaptan a diversos tipos de piel y preocupaciones.

Los principales objetivos de la tonificación incluyen:

Equilibrio de los niveles de pH: el pH natural de la piel es ligeramente ácido, alrededor de 4,7 a 5,75. La limpieza, especialmente con jabones alcalinos, puede alterar este equilibrio del pH. Los tónicos ayudan a restaurar y mantener el pH óptimo de la piel, creando un ambiente donde la piel puede funcionar de la mejor manera.

Eliminación de impurezas residuales: incluso después de una limpieza profunda, pueden permanecer en la piel rastros de impurezas, como residuos de maquillaje o contaminantes ambientales. Los tónicos actúan como paso de limpieza final, asegurando que la piel esté completamente libre de impurezas.

Preparación para productos posteriores: Los tónicos crean un lienzo receptivo para la aplicación de sueros, humectantes y otros tratamientos. Al eliminar barreras como los residuos de limpiador y ajustar el pH, los tónicos mejoran la absorción de los productos posteriores, maximizando su eficacia.

Hidratación y calmante: muchos tónicos modernos están formulados con ingredientes hidratantes y calmantes, proporcionando una capa adicional de humedad y comodidad a la piel. Esto es particularmente beneficioso para personas con piel seca o sensible.

Estrechamiento de los poros: algunos tónicos contienen propiedades astringentes que pueden cerrar los poros temporalmente. Si bien este efecto no es permanente, contribuye a una apariencia más suave.

Tipos de tóner:

Los tónicos vienen en varias formulaciones y se adaptan a diferentes tipos de piel y preocupaciones. La clave es elegir un tóner que se ajuste a sus necesidades específicas. A continuación se muestran algunos tipos comunes:

Tónicos hidratantes: formulados con ingredientes como ácido hialurónico y glicerina, los tónicos hidratantes se centran en reponer y mantener los niveles de humedad de la piel. Son ideales para personas con piel seca o deshidratada.

Tónicos exfoliantes: estos tónicos suelen contener alfa hidroxiácidos (AHA) o beta hidroxiácidos (BHA) para proporcionar una exfoliación suave. Los tónicos exfoliantes ayudan a eliminar las células muertas de la piel, promoviendo un cutis más suave y brillante. Son beneficiosos para quienes tienen textura desigual o decoloración leve.

Tónicos equilibrantes: Diseñados para restaurar el equilibrio del pH de la piel, los tónicos equilibrantes son adecuados para todo tipo de piel. Ayudan a regular la producción de grasa y a mantener una barrera cutánea saludable.

Tónicos astringentes: aunque son menos comunes en el cuidado de la piel moderno, los tónicos astringentes, a menudo a base de alcohol, tienen como objetivo controlar el exceso de grasa y cerrar los poros. Sin embargo, pueden ser duros y generalmente no se recomiendan para personas con piel sensible o seca.

Tónicos calmantes: formulados con ingredientes como manzanilla o aloe vera, los tónicos calmantes son ideales para calmar la piel sensible o irritada. Proporcionan una capa suave y reconfortante después de la limpieza.

Ingredientes clave en los tónicos:

Ácido hialurónico: Conocido por sus excepcionales propiedades hidratantes, el ácido hialurónico ayuda a atraer y retener la humedad, promoviendo una piel tersa y flexible.

Glicerina: Un humectante que atrae la humedad a la piel, la glicerina contribuye a la hidratación y ayuda a mantener el equilibrio hídrico de la piel.

Agua de rosas: A menudo utilizada por sus propiedades calmantes y antiinflamatorias, el agua de rosas proporciona un elemento refrescante y calmante a los tónicos.

Hamamelis: Un astringente natural, el hamamelis ayuda a controlar el exceso de grasa, lo que lo hace adecuado para personas con piel grasa o propensa al acné.

Niacinamida (vitamina B3): este ingrediente multitarea ayuda a mejorar la apariencia de los poros dilatados, el tono desigual de la piel y las líneas finas.

Extracto de manzanilla: Conocido por sus propiedades calmantes, el extracto de manzanilla ayuda a calmar y reducir la inflamación, lo que lo hace beneficioso para la piel sensible.

Ácido salicílico: un beta hidroxiácido, el ácido salicílico se encuentra a menudo en tónicos diseñados para pieles propensas al acné. Ayuda a exfoliar el interior de los poros, previniendo y tratando los brotes.

Técnicas de tonificación adecuadas:

Elegir el tónico adecuado: seleccione un tónico que se adapte a su tipo de piel y sus preocupaciones. Si tienes la piel seca, opta por un tónico hidratante, mientras que las personas con piel grasa pueden beneficiarse de un tónico equilibrante o astringente.

Método de aplicación: Existen dos métodos principales para aplicar el tóner: usar un algodón o aplicarlo directamente con las manos limpias. Ambos métodos son efectivos, así que elige el que te resulte más cómodo.

Aplicación suave: ya sea con un algodón o con las manos, aplique el tónico con movimientos suaves hacia arriba. Evite frotar con fuerza, ya que esto puede irritar la piel.

Evitar el área de los ojos: Los tónicos generalmente no están diseñados para la delicada piel alrededor de los ojos. Tenga cuidado al aplicar para evitar el contacto con los ojos.

Capas: si usa varios productos para el cuidado de la piel, aplique tónico antes de los sueros y humectantes. Esto permite que el tóner cree una base óptima para la absorción de productos posteriores.

Frecuencia: Los tónicos se pueden utilizar dos veces al día (por la mañana y por la noche) como parte de su rutina de cuidado de la piel. Sin embargo, si tu piel es particularmente sensible, puedes optar por usarlo una vez al día o cada dos días.

Continúe con protector solar: si aplica tónico por la mañana, luego aplique protector solar para proteger su piel de los rayos UV.

Conceptos erróneos comunes sobre la tonificación:

La tonificación es sólo para pieles grasas: si bien los tónicos con propiedades astringentes se asociaban tradicionalmente con la piel grasa, existen varias formulaciones adecuadas para todo tipo de piel, incluidas las secas y sensibles.

Los tónicos con alcohol siempre son malos: si bien los tónicos a base de alcohol pueden ser fuertes y potencialmente resecantes, no todo el alcohol es igual. Los alcoholes grasos, como el alcohol cetílico, pueden ser hidratantes y beneficiosos para determinados tipos de piel.

Los tónicos reemplazan a los limpiadores: Los tónicos no sustituyen a los limpiadores. La limpieza es fundamental para eliminar impurezas, mientras que la tonificación complementa este proceso y prepara la piel para productos posteriores.

Todos los tónicos son agresivos: con la evolución de las formulaciones para el cuidado de la piel, muchos tónicos ahora están formulados para ser suaves e hidratantes. Es fundamental elegir un tónico que se adapte a las necesidades específicas de tu piel.

Los tónicos siempre causan irritación: si bien los tónicos fuertes o aquellos con ciertos ingredientes pueden causar irritación, muchos tónicos están diseñados para calmar e hidratar.

SUERO

Los sueros son formulaciones potentes que se han vuelto indispensables en las rutinas modernas de cuidado de la piel. Estos productos altamente concentrados, que a menudo contienen ingredientes activos, abordan problemas específicos de la piel y brindan un enfoque específico para lograr una piel sana y radiante. En esta exploración integral, profundizaremos en la importancia de los sueros, los distintos tipos disponibles, los ingredientes clave, las técnicas de aplicación adecuadas y los conceptos erróneos comunes que rodean a estos potentes productos para el cuidado de la piel.

Los sueros, también conocidos como elixires o concentrados, son productos para el cuidado de la piel livianos y de rápida absorción diseñados para brindar una alta concentración de ingredientes activos a la piel. A diferencia de los humectantes, que se centran en la hidratación y el mantenimiento de la barrera cutánea, los sueros están formulados para abordar problemas específicos como líneas finas, hiperpigmentación o textura desigual. Son un paso crucial en una rutina de cuidado de la piel y generalmente se aplican después de limpiar y tonificar y antes de hidratar.

Tipos de sueros:

Sueros antienvejecimiento: formulados con ingredientes como retinol, péptidos y antioxidantes, los sueros antienvejecimiento atacan las líneas finas, las arrugas y otros signos del envejecimiento. Estimulan la producción de colágeno y promueven la renovación celular para un cutis más joven.

Sueros hidratantes: estos sueros se centran en reponer y retener la humedad de la piel. Ingredientes como el ácido hialurónico y la glicerina son comunes en los sueros hidratantes y brindan un impulso de hidratación para la piel seca o deshidratada.

Sueros iluminadores: dirigidos a la hiperpigmentación, las manchas oscuras y el tono desigual de la piel, los sueros iluminadores a menudo contienen ingredientes como vitamina C, niacinamida y alfa arbutina. Trabajan para igualar el tono de la piel y realzar la luminosidad.

Sueros para combatir el acné: los sueros diseñados para pieles propensas al acné pueden contener ingredientes como ácido salicílico, peróxido de benzoilo o niacinamida. Estos sueros ayudan a controlar la producción de grasa, destapar los poros y reducir la inflamación asociada con el acné.

Sueros antioxidantes: con poderosos antioxidantes como vitamina E, vitamina C y extracto de té verde, los sueros antioxidantes protegen la piel del daño de los radicales libres causados por factores ambientales como los rayos UV y la contaminación.

Sueros exfoliantes: formulados con agentes exfoliantes como alfa hidroxiácidos (AHA) o beta hidroxiácidos (BHA), estos sueros promueven una exfoliación suave, eliminando las células muertas de la piel y promoviendo una tez más suave.

Ingredientes clave en los sueros:

Ácido hialurónico: un potente hidratante, el ácido hialurónico atrae y retiene la humedad, rellenando la piel y reduciendo la apariencia de líneas finas.

Vitamina C: Un antioxidante que ilumina la piel, la vitamina C también ayuda a proteger contra los radicales libres, promoviendo un tono de piel más uniforme.

Retinol (Vitamina A): Conocido por sus propiedades antienvejecimiento, el retinol estimula la producción de colágeno, reduce la aparición de arrugas y promueve la renovación celular.

Péptidos: Estas cadenas de aminoácidos ayudan a estimular la producción de colágeno, contribuyendo a una piel más firme y elástica.

Niacinamida (vitamina B3): la niacinamida ofrece múltiples beneficios, que incluyen reducir el enrojecimiento, minimizar los poros y mejorar el tono desigual de la piel.

Ácido salicílico: Ideal para pieles propensas al acné, el ácido salicílico exfolia dentro de los poros, previniendo y tratando los brotes.

Alfahidroxiácidos (AHA): el ácido glicólico y el ácido láctico son AHA comunes que promueven una exfoliación suave, revelando una piel más suave y brillante.

Importancia de los sueros:

Tratamiento dirigido: los sueros brindan un enfoque enfocado al cuidado de la piel al abordar preocupaciones específicas. Ya sea antienvejecimiento, hidratación o iluminador, existe una formulación de suero para abordar prácticamente todas las necesidades de cuidado de la piel.

Alta concentración de ingredientes activos: los sueros están formulados con una mayor concentración de ingredientes activos en comparación con otros productos para el cuidado de la piel. Esto permite un tratamiento más potente y eficaz de problemas específicos.

Absorción rápida: la consistencia ligera y líquida de los sueros permite una rápida absorción en la piel, asegurando que los ingredientes activos penetren profundamente para una máxima eficacia.

Rutina de cuidado de la piel personalizable: con una amplia variedad de sueros disponibles, las personas pueden personalizar su rutina de cuidado de la piel en función de sus preocupaciones y objetivos únicos.

Resultados mejorados: cuando se usan constantemente, los sueros pueden contribuir a mejoras significativas en la textura, el tono y la apariencia general de la piel. Trabajan sinérgicamente con otros productos para el cuidado de la piel para mejorar los resultados.

Prevención y corrección: los sueros no solo abordan las preocupaciones existentes, sino que también desempeñan un papel preventivo al proteger la piel del daño ambiental y ralentizar el proceso de envejecimiento.

Técnicas de aplicación adecuadas:

Limpieza y Tonificación: Comienza con el rostro limpio y tonificado antes de aplicar el sérum. Esto asegura que los ingredientes activos puedan penetrar la piel sin barreras.

Use la cantidad correcta: los sueros son concentrados y un poco es suficiente. Normalmente, una cantidad del tamaño de un guisante es suficiente para todo el rostro. Es posible que aplicar demasiado no mejore la eficacia y podría provocar un desperdicio del producto.

Capas: aplique sueros antes de humectantes y protectores solares. Esto permite que los ingredientes activos penetren en la piel antes de sellarlos con productos más densos.

Aplicación suave: aplique o masajee suavemente el suero sobre la piel con movimientos ascendentes. Evite tirar o frotar, especialmente alrededor del área delicada de los ojos.

La coherencia es clave: para ver resultados, la coherencia es crucial. Incorpora sueros a tu rutina diaria de cuidado de la piel y dales tiempo para que actúen. Es posible que los resultados no sean instantáneos y la paciencia es esencial.

Protector solar después de la aplicación matutina: si usa un suero por la mañana, siempre aplique un protector solar de amplio espectro con al menos SPF 30 para proteger la piel del daño de los rayos UV.

Conceptos erróneos comunes sobre los sueros:

Todos los sueros son iguales: los sueros varían significativamente en sus formulaciones y propósitos previstos. Asumir que todos los sueros son intercambiables puede llevar a resultados ineficaces.

Los sueros reemplazan los humectantes: si bien los sueros brindan tratamientos específicos, no reemplazan la necesidad de un buen humectante. Los sueros y los humectantes tienen diferentes propósitos: los sueros se enfocan en preocupaciones específicas, mientras que los humectantes hidratan y retienen la humedad.

Resultados instantáneos: si bien los sueros pueden ofrecer mejoras notables con el tiempo, esperar resultados instantáneos puede generar decepción. La coherencia es clave y pueden pasar semanas o incluso meses antes de que se observen cambios significativos.

Más es mejor: usar demasiado suero no equivale a mejores resultados. Es posible que una aplicación excesiva no mejore la eficacia y podría irritar la piel.

Solo se pueden usar por la noche: si bien algunos sueros, especialmente los que contienen retinol, se recomiendan para uso nocturno, muchos sueros, como los de vitamina C, se pueden usar por la mañana para mayor protección contra el daño ambiental.

Los sueros son actores fundamentales en el ámbito del cuidado de la piel y ofrecen soluciones específicas a una gran variedad de problemas de la piel. Con su alta concentración de ingredientes activos y su capacidad de penetrar profundamente en la piel, los sueros se han vuelto esenciales para quienes buscan abordar problemas específicos, desde signos de envejecimiento hasta el tono desigual de la piel.

HIDRATANTE

La hidratación es la piedra angular de una rutina integral de cuidado de la piel y desempeña un papel vital en el mantenimiento de la salud de la piel y aborda diversas inquietudes. Este paso esencial consiste en aplicar una crema hidratante, crema o loción a la piel para retener y reponer la humedad. En esta exploración exhaustiva, profundizaremos en la importancia de la hidratación, los tipos de humectantes disponibles, los ingredientes clave, las técnicas de aplicación adecuadas y los conceptos erróneos comunes que rodean esta práctica fundamental del cuidado de la piel.

La hidratación es el proceso de aplicar un producto sobre la piel para mantener y mejorar sus niveles de hidratación. La capa más externa de la piel, el estrato córneo, actúa como una barrera que ayuda a prevenir la pérdida de agua. Sin embargo, factores como los elementos ambientales, el envejecimiento y las rutinas de cuidado de la piel pueden comprometer esta barrera, provocando sequedad, descamación y un cutis apagado. Los humectantes actúan sellando la humedad existente, previniendo la pérdida de agua y brindando hidratación adicional a la piel.

Tipos de humectantes:

Emolientes: estos humectantes se enfocan en suavizar y alisar la superficie de la piel. A menudo contienen lípidos y ácidos grasos que ayudan a llenar los espacios entre las células de la piel, dando como resultado una textura más suave.

Humectantes: Los humectantes humectantes atraen el agua del aire y de las capas subyacentes de la piel, lo que ayuda a mantener la hidratación. Los humectantes comunes incluyen glicerina, ácido hialurónico y urea.

Oclusivos: Los humectantes oclusivos crean una barrera en la superficie de la piel, evitando la pérdida de agua. Ingredientes como la vaselina, la cera de abejas y ciertos aceites funcionan como oclusivos.

Humectantes a base de gel: estas formulaciones livianas son a base de agua y adecuadas para personas con piel grasa o mixta. Los humectantes a base de gel brindan hidratación sin una sensación pesada o grasosa.

Cremas: Las cremas son más espesas e hidratantes que las lociones, lo que las hace adecuadas para personas con piel seca o sensible. A menudo contienen una mezcla de agua y aceite.

Lociones: Las lociones son más ligeras que las cremas pero más espesas que los geles. Son versátiles y pueden funcionar bien para personas con piel normal a mixta.

Humectantes a base de aceite: estos humectantes son ricos en aceites y brindan una hidratación profunda. Son beneficiosos para personas con piel seca o madura.

Ingredientes clave en humectantes:

Ácido hialurónico: Conocido por su excepcional capacidad para retener agua, el ácido hialurónico ayuda a mantener la piel hidratada, tersa y joven.

Glicerina: Humectante que atrae la humedad a la piel, la glicerina ayuda a mantener los niveles de hidratación, previniendo la sequedad y la descamación.

Ceramidas: estos lípidos ayudan a fortalecer la barrera cutánea, previniendo la pérdida de agua y manteniendo la salud general de la piel.

Manteca de karité: Rica fuente de ácidos grasos y vitaminas, la manteca de karité proporciona hidratación y nutrición intensas a la piel.

Aceite de jojoba: Imitando los aceites naturales de la piel, el aceite de jojoba ayuda a hidratar sin obstruir los poros. Es adecuado para varios tipos de piel.

Aloe Vera: Conocido por sus propiedades calmantes, el aloe vera ayuda a hidratar la piel mientras proporciona un efecto calmante, lo que lo hace ideal para pieles sensibles.

Vitamina E: La vitamina E, un antioxidante, ayuda a proteger la piel del daño de los radicales libres y contribuye a la salud general de la piel.

Importancia de la hidratación:

Mantenimiento de la hidratación: la función principal de la hidratación es mantener los niveles de hidratación de la piel. La piel bien hidratada es más resistente, tersa y menos propensa a problemas como sequedad y descamación.

Función de barrera: los humectantes desempeñan un papel crucial en el apoyo a la función de barrera de la piel. Una barrera saludable previene la pérdida de agua, protege contra los factores estresantes ambientales y mantiene la integridad general de la piel.

Prevención de la sequedad: La piel seca puede provocar molestias, picazón y un cutis apagado. La hidratación regular ayuda a prevenir y aliviar la sequedad, promoviendo una apariencia de piel más cómoda y vibrante.

Apoyo para la piel envejecida: A medida que la piel envejece, tiende a perder humedad y elasticidad. Los humectantes, especialmente aquellos que contienen ingredientes antienvejecimiento, pueden ayudar a combatir los signos del envejecimiento al proporcionar hidratación y favorecer la producción de colágeno.

Absorción mejorada del producto: la piel bien hidratada es más receptiva a otros productos para el cuidado de la piel. Aplicar crema hidratante antes de los sueros y tratamientos puede mejorar su absorción y eficacia.

Textura mejorada: La hidratación contribuye a una textura más suave de la piel. Ayuda a minimizar las asperezas, la descamación y las irregularidades, promoviendo un cutis suave y flexible.

Técnicas de hidratación adecuadas:

Aplicar sobre la piel húmeda: para una absorción óptima, aplique la crema hidratante sobre la piel ligeramente húmeda. Esto ayuda a retener la humedad y mejora la eficacia del producto.

Utilice la cantidad adecuada: Aplicar demasiada o muy poca crema hidratante puede afectar su eficacia. Comience con una pequeña cantidad y ajuste según las necesidades de su piel. Una cantidad del tamaño de un guisante suele ser suficiente para el rostro.

Masajee con movimientos ascendentes: masajee suavemente la crema hidratante en la piel con movimientos ascendentes. Esto promueve la circulación sanguínea y asegura una distribución uniforme.

No olvides el cuello y el pecho: extiende tu rutina de hidratación al área del cuello y el pecho, ya que estas áreas también se benefician de la hidratación y pueden mostrar signos de envejecimiento.

Personalízalo para el día y la noche: considera usar un humectante más ligero durante el día, especialmente si aplicas maquillaje, y una fórmula más hidratante o antienvejecimiento por la noche para apoyar los procesos naturales de reparación de la piel.

Aplicación constante: La hidratación debe ser una parte constante de su rutina de cuidado de la piel. Aplicar crema hidratante por la mañana y por la noche para mantener una hidratación continua.

Protector solar por la mañana: si aplica crema hidratante por la mañana, luego aplique un protector solar de amplio espectro con al menos SPF 30 para proteger la piel del daño de los rayos UV.

Conceptos erróneos comunes sobre la hidratación:

Los humectantes causan acné: algunas personas temen que los humectantes puedan obstruir los poros y provocar acné. Sin embargo, elegir formulaciones no comedogénicas y comprender las necesidades de su piel puede ayudar a prevenir los brotes.

Sólo la piel seca necesita hidratación: todos los tipos de piel, incluidas las grasas y mixtas, se benefician de la hidratación. Usar el tipo correcto de humectante puede ayudar a equilibrar la producción de grasa y mantener la salud general de la piel.

La hidratación es sólo para el rostro: si bien el rostro es el foco principal, el cuerpo también se beneficia de la hidratación. Aplicar loción o crema corporal ayuda a prevenir la sequedad, especialmente en las zonas propensas a tener asperezas.

Los humectantes pueden eliminar las arrugas: si bien los humectantes pueden mejorar la apariencia de las líneas finas al proporcionar hidratación, no pueden eliminar las arrugas profundas. Los ingredientes antienvejecimiento en formulaciones específicas pueden abordar los problemas de arrugas de manera más efectiva.

Evite la hidratación en climas húmedos: incluso en ambientes húmedos, la piel puede beneficiarse de la hidratación. Usar una crema hidratante ligera o a base de gel puede proporcionar la hidratación necesaria sin sentir pesadez.

PROTECCIÓN SOLAR

El protector solar es un elemento crucial de una rutina integral de cuidado de la piel y desempeña un papel fundamental en la protección de la piel de los efectos nocivos de la radiación ultravioleta (UV). Este producto indispensable ayuda a prevenir las quemaduras solares, el envejecimiento prematuro y reduce el riesgo de cáncer de piel. En esta exploración integral, profundizaremos en la importancia del protector solar, los tipos disponibles, los ingredientes clave, las técnicas de aplicación adecuadas y los conceptos erróneos comunes que rodean a este producto esencial para el cuidado de la piel.

El protector solar, también conocido como bloqueador solar o crema solar, es un producto tópico diseñado para proteger la piel de los efectos dañinos de la radiación ultravioleta. El sol emite dos tipos de rayos dañinos: UVA y UVB. Los rayos UVA contribuyen al envejecimiento prematuro, mientras que los rayos UVB son la principal causa de quemaduras solares. El protector solar actúa absorbiendo, reflejando o dispersando estos rayos dañinos para evitar que penetren en la piel.

Tipos de protectores solares:

Protectores solares químicos (orgánicos): estos protectores solares contienen compuestos orgánicos como avobenzona, octocrileno y oxibenzona. Actúan absorbiendo la radiación ultravioleta y transformándola en calor, que luego se libera de la piel. Los protectores solares químicos son conocidos por su sensación de ligereza y facilidad de aplicación.

Protectores solares físicos (inorgánicos): Los protectores solares físicos utilizan minerales como el óxido de zinc o el dióxido de titanio para crear una barrera física en la piel. Reflejan y dispersan la radiación ultravioleta, proporcionando un escudo protector. Los protectores solares físicos suelen recomendarse para personas con piel sensible, ya que es menos probable que causen irritación.

Protectores solares combinados: estos protectores solares combinan filtros químicos y físicos para brindar protección de amplio espectro contra los rayos UVA y UVB. Su objetivo es ofrecer los beneficios de ambos tipos y al mismo tiempo minimizar los posibles inconvenientes.

Protectores solares resistentes al agua: Diseñados para resistir la exposición al agua, los protectores solares resistentes al agua mantienen su eficacia durante un período específico mientras nadan o sudan. Sin embargo, es necesaria una nueva aplicación después de un cierto tiempo o después de secarse con una toalla.

Protectores solares deportivos o activos: estos protectores solares están formulados para resistir los rigores de las actividades y deportes al aire libre. Suelen ser resistentes al agua y al sudor, lo que garantiza una protección prolongada durante el esfuerzo físico.

Ingredientes clave en los protectores solares:

Óxido de zinc: un ingrediente físico de protección solar, el óxido de zinc brinda protección de amplio espectro al reflejar y dispersar los rayos UVA y UVB. Es conocido por ser suave con la piel sensible.

Dióxido de titanio: otro ingrediente físico de protección solar, el dióxido de titanio funciona de manera similar al óxido de zinc, formando una barrera protectora en la superficie de la piel.

Avobenzona: un ingrediente químico de protección solar, la avobenzona absorbe principalmente los rayos UVA. A menudo se combina con otros filtros químicos para brindar una protección integral.

Octocrileno: Este filtro químico absorbe los rayos UVB y contribuye a la estabilidad de la fórmula del protector solar. Se encuentra comúnmente en protectores solares combinados.

Oxybenzona: Un filtro orgánico, la oxibenzona absorbe los rayos UVA y UVB. Es eficaz para estabilizar otros filtros UV en formulaciones de protección solar.

Octinoxato (metoxicinamato de octilo): el octinoxato, que absorbe principalmente los rayos UVB, es un filtro químico común en los protectores solares. A menudo se utiliza en combinación con otros filtros para lograr una protección de amplio espectro.

Helioplex: Helioplex, un ingrediente patentado desarrollado por Neutrogena, combina avobenzona con otros agentes estabilizadores para mejorar la eficacia y estabilidad del protector solar.

Importancia del protector solar:

Protección contra las quemaduras solares: el protector solar es una defensa principal contra las quemaduras solares, que ocurren cuando los rayos UVB dañan las capas externas de la piel. Las quemaduras solares no sólo causan molestias sino que también son un factor de riesgo de cáncer de piel.

Prevención del envejecimiento prematuro: los rayos UVA contribuyen al envejecimiento prematuro al descomponer las fibras de colágeno y elastina de la piel. El protector solar ayuda a minimizar la aparición de líneas finas, arrugas y manchas de la edad.

Riesgo reducido de cáncer de piel: la exposición prolongada a la radiación ultravioleta aumenta el riesgo de cáncer de piel, incluido el melanoma, la forma más mortal de cáncer de piel. El uso regular de protector solar ayuda a reducir este riesgo al proteger la piel de los rayos dañinos.

Prevención de la hiperpigmentación: el protector solar ayuda a prevenir el desarrollo de hiperpigmentación, como manchas oscuras y melasma, que pueden desencadenarse o empeorar con la exposición a los rayos UV.

Mantenimiento de la salud de la piel: al proteger la piel del daño de los rayos UV, el protector solar contribuye a la salud general de la piel. Ayuda a mantener la función de barrera natural de la piel, previniendo la deshidratación y apoyando su capacidad de reparación y renovación.

Técnicas de aplicación adecuadas:

Aplicar generosamente: use suficiente protector solar para cubrir toda la piel expuesta. La mayoría de los adultos necesitan alrededor de 30 ml (1 onza) para cubrir todo el cuerpo. Aplicar muy poco reduce la eficacia del producto.

Aplicar 15-30 minutos antes de la exposición al sol: el protector solar necesita tiempo para ser absorbido por la piel y formar una barrera protectora. Aplíquelo al menos entre 15 y 30 minutos antes de salir al aire libre.

Vuelva a aplicarlo cada dos horas: la eficacia del protector solar disminuye con el tiempo, especialmente con la exposición al sol, la sudoración o la natación. Vuelva a aplicar cada dos horas o con más frecuencia si suda mucho o después de nadar.

Utilice protector solar resistente al agua para actividades acuáticas: si realiza actividades acuáticas, elija un protector solar resistente al agua y vuelva a aplicarlo después de nadar o sudar, incluso si el producto dice ser resistente al agua.

Cubra todas las áreas expuestas: No olvide las áreas que comúnmente se pasan por alto, como las orejas, la parte posterior del cuello, la parte superior de los pies y el cuero cabelludo si el cabello es fino o corto. Los labios se pueden proteger con un bálsamo labial que contenga SPF.

Revisa la Fecha de Caducidad: El protector solar pierde su efectividad con el tiempo. Comprueba la fecha de caducidad y, si ha caducado, sustitúyelo por un producto nuevo.

Aplique protector solar incluso en días nublados: los rayos ultravioleta pueden atravesar las nubes, por lo que es fundamental aplicar protector solar incluso en días nublados para garantizar una protección continua.

Conceptos erróneos comunes sobre el protector solar:

La piel oscura no necesita protector solar: las personas con tonos de piel más oscuros son menos propensas a sufrir quemaduras solares, pero aún corren el riesgo de sufrir daños por rayos UV y cáncer de piel. El protector solar es fundamental para todas las personas, independientemente del color de piel.

El protector solar sólo es necesario en verano: los rayos UV están presentes durante todo el año, incluso en días nublados o cubiertos. El protector solar debe usarse constantemente independientemente de la estación.

Un SPF alto proporciona invencibilidad: si bien los valores de SPF más altos ofrecen una mayor protección, ningún protector solar puede proporcionar inmunidad completa contra los rayos UV. La aplicación y reaplicación adecuadas y medidas de protección adicionales son esenciales.

El protector solar es sólo para el rostro: si bien el rostro es un foco común, el protector solar debe aplicarse en toda la piel expuesta, incluidos el cuerpo, las manos y el cuello.

El protector solar resistente al agua no necesita una nueva aplicación: el protector solar resistente al agua está diseñado para resistir la exposición al agua durante un período específico, pero aún requiere una nueva aplicación, especialmente después de nadar o sudar.

El protector solar es sólo para los días de playa: el protector solar debe ser parte del cuidado diario de la piel, no solo reservarse para los días de playa o actividades al aire libre. La aplicación rutinaria protege la piel del daño solar acumulativo.

9 798876 392114